AF468363

DE

L'EMBARRAS GASTRIQUE

CHRONIQUE

ET DE

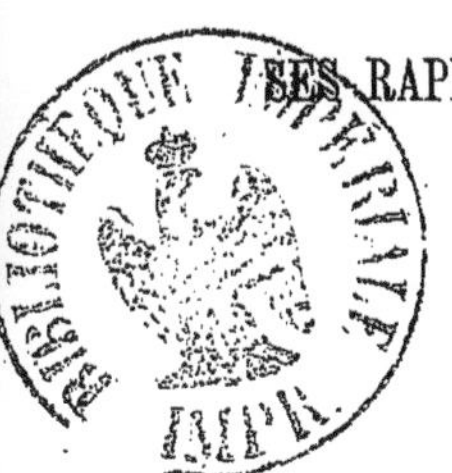

SES RAPPORTS AVEC LA CONGESTION CÉRÉBRALE

SON TRAITEMENT

PAR LES EAUX LAXATIVES DE NIEDERBRONN

PAR

LE DOCTEUR GRIMAUD

INSPECTEUR DES EAUX DE NIEDERBRONN
MEMBRE DE LA SOCIÉTÉ D'HYDROLOGIE MÉDICALE

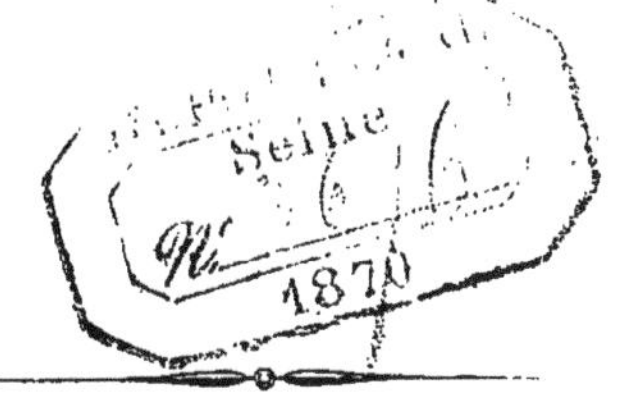

PARIS
TYPOGRAPHIE A. HENNUYER
RUE DU BOULEVARD, 7

1870

DE

L'EMBARRAS GASTRIQUE

CHRONIQUE

ET DE

SES RAPPORTS AVEC LA CONGESTION CÉRÉBRALE

C'est un fait digne de remarque que, malgré des travaux innombrables et malgré les acquisitions importantes effectuées dans le domaine de la physiologie de la digestion et des agents nombreux qui lui prêtent leur concours, la pathologie de ces mêmes organes digestifs n'ait pas été éclairée jusqu'ici d'une lumière aussi vive qu'on pourrait le penser de prime abord. Les théories se sont succédé, les noms de *dyspepsie* et de *gastralgie* ont détrôné celui de *gastrite*, et bien que la symptomatologie et le traitement de ces affections aient été institués d'une manière beaucoup plus rationnelle et plus judicieuse, leur pathogénie reste encore dans le vague : témoin la confusion qui règne encore à ce sujet chez beaucoup d'auteurs, dont quelques-uns en font deux états distincts, tandis que d'autres les confondent dans une même description.

Il en est de même pour cet état morbide complexe nommé *embarras gastrique*, *état muqueux*, *diacrise gastro-intestinale* de M. Gendrin, et que Niemeyer appelle *catarrhe gastro-intestinal.*

Sans vouloir entrer sur le terrain théorique dans une discussion que ne comporterait guère le cadre étroit que je me suis imposé, je me proposerai seulement de faire ressortir les traits distinctifs qui rendent cette affection justiciable des eaux laxatives de Niederbronn avec un degré d'efficacité qu'on attendrait vainement des eaux minérales dont la caractéristique est différente.

L'embarras gastrique qui a revêtu les caractères de la chronicité (le seul dont nous ayons à nous occuper ici) offre pour caractères principaux une langue saburrale, c'est-à-dire chargée d'un enduit blanc jaunâtre plus ou moins épais, de l'inappétence, des lenteurs et difficultés de digestion, du ptyalisme, souvent des régurgitations bilieuses, une flatulence plus ou moins considérable, de la constipation, des urines troubles avec sédiments presque constants d'urates.

Ce qui frappe d'abord l'attention dans le tableau symptomatologique de cette affection, c'est, d'une part, l'exagération des sécrétions, surtout de celles des premières voies, des glandes salivaires, du mucus gastrique; la difficulté d'excrétion et peut-être l'altération de la bile, du suc pancréatique, des humeurs intestinales;—d'autre part, l'arrêt plus ou moins prolongé du travail digestif, l'activité morbide gastro-intestinale se réduisant en somme à considérer les atteintes portées aux opérations chimiques relatives à la transformation des aliments par les ferments digestifs et aux opérations physiques qui mettent en jeu la contractilité musculaire dans le sens péristaltique.

Or, il est difficile d'en douter, ces deux ordres d'opérations sont à la fois intéressés. C'est ce que prouvent d'un côté les acidités et les fermentations qui se produisent dans les premières voies; de l'autre, un arrêt du mouvement péristaltique dans toute l'étendue du tube intestinal, le mucus gastrique, la bile même refluant quelquefois par ondées jusque dans la bouche, tandis que le cours des excrétions par en bas est presque interrompu. Niemeyer, qui aborde la description de l'anatomie pathologique, n'hésite pas à voir là une stase congestive des vaisseaux sanguins de l'estomac et des glandes annexes qui favorise des sécrétions plus abondantes, ainsi qu'une légère infiltration séreuse des tuniques musculeuses, d'où l'extrême lenteur avec laquelle le bol alimentaire est chassé de l'estomac et la rétention du résidu de la digestion dans la dernière partie du gros intestin.

La langue n'est presque jamais nette, et c'est un point sur lequel Chomel insistait comme caractéristique de la forme saburrale dans la dyspepsie. Elle est couverte uniformément ou par bandes d'un enduit blanc jaunâtre dont la nature n'est pas très-exactement connue, mais qui ne peut être qu'un produit de sécrétion altéré. La bouche est d'ordinaire plus ou moins pâteuse et l'appétit réduit au minimum.

Le goût est rendu souvent acide par la formation des acides lactique et butyrique qui résultent de la transformation anormale des amylacés, que l'aigreur des renvois indique suffisamment.

Virchow, qui a fait plusieurs analyses des liquides fournis par l'estomac, après avoir constaté cette sécrétion insolite d'acides, ajoute que le suc gastrique, à l'opposé des autres sécrétions, devenu alcalin, ne dissoudrait plus les aliments d'une manière régulière, et agirait comme un ferment anormal. Dans un certain nombre de cas, la bile reflue par un simple mouvement de régurgitation dans la bouche, et il suffit d'une position déclive pour produire cet effet. Or on sait maintenant d'une manière positive, grâce aux belles recherches de notre grand physiologiste Cl. Bernard, que la présence de la bile dans l'estomac suffit à entraver le travail digestif. Suivant lui, la bile précipite la pepsine en même temps que la matière rendue soluble de l'aliment, et les contractions du viscère s'arrêtent.

Quant au suc pancréatique, bien que nulle donnée certaine ne soit acquise à cet égard, il est assez vraisemblable que son excrétion fait défaut, s'il n'est lui-même altéré dans ses qualités ; il est toujours bien certain que la digestion des corps gras et des féculents se fait avec une extrême difficulté ; nous sommes donc autorisés à croire que la solidarité des fonctions entraîne ici encore la solidarité des lésions.

Il existe ordinairement un ptyalisme dû à un mucus gastrique abondant qui se mélange à la salive, et dont la quantité est telle parfois, qu'on a vu des malades forcés de le laisser écouler sur une toile cirée, tant sa formation était incessante. Ce sont toutefois des cas rares, et le ptyalisme se borne à être incommode.

Les fonctions digestives, atteintes dans ce qu'elles ont de plus vital par le trouble des fonctions sécrétoires et par l'engourdissement de la fibre contractile des organes, sont nécessairement aussi languissantes que possible. Les vomissements alimentaires n'ont lieu pourtant que lorsqu'il y a surcharge trop grande du viscère; mais il y a constamment sensation d'un poids épigastrique que vient encore augmenter une quantité parfois énorme de gaz qui compriment le diaphragme et apportent une gêne notable aux mouvements de la cavité thoracique. Cette tympanite stomacale trouve-t-elle uniquement son explication dans la décomposition des aliments par un suc gastrique altéré et agissant comme ferment, ainsi que le veut Virchow? Ne s'y joint-il pas une véritable sécrétion gazeuse de la muqueuse gastrique, ou enfin ne faut-il pas rattacher ce phénomène à la petite quantité de bile qui agit sur le chyme, dont elle doit prévenir la fermentation? C'est un point encore obscur et sur lequel ne se prononce pas le docteur Demarquay, auteur d'un savant ouvrage sur les pneumatoses.

Un phénomène qu'il n'est pas rare d'observer dans le paroxysme des crises et qui est fort remarquable, c'est le ralentissement quelquefois considérable du pouls. Je l'ai vu chez certaines personnes descendre de 60,64, moyenne normale, à 48 et 44. Il est difficile de ne point rattacher cette lenteur de la circulation à la résorption des éléments biliaires que les recherches expérimentales récentes ont constatée d'une manière certaine, à celle des acides biliaires entre autres, qui constitue pour l'organisme une intoxication réelle.

L'urine, fidèle miroir du sang, est éminemment acide, comme presque toutes les excrétions, très-dense, trouble et offrant des sédiments abondants d'urate de soude, d'oxalate de chaux, avec une coloration rouge intense due à un pigment abondant. Elle est donc ici, comme toujours, un sûr indice de la perversion du processus nutritif, et en particulier de la gêne apportée aux fonctions de l'organe hépatique.

Mentionnons enfin la constipation et le trouble profond de la nutrition se reflétant sur le facies plombé, amaigri, et trahissant un moral d'autant plus abattu que le malade redoute constamment l'heure des repas, qui, pour lui, sonne l'heure des souffrances, et se croit en proie à une affection organique incurable.

Après cette exposition peut-être un peu longue des principaux désordres amenés par l'embarras saburral de l'estomac, il me reste à dire un mot des conditions où on le rencontre plus fréquemment.

Souvent primitive, cette affection est due soit à un oubli des règles de la diététique alimentaire (les excès de table ou alcooliques ont à cet égard une renommée qui n'est que trop réelle), soit à des influences de saisons. Qui ne connaît les belles pages que Stoll a écrites à ce sujet? Il est certain que les extrêmes de température ont sur son développement une puissante action, les grandes chaleurs comme le froid humide paraissant favoriser au plus haut point cette congestion passive des vaisseaux d'où résultent des troubles sécrétoires variés.

Elle est aussi symptomatique de divers états morbides, tels que congestion du foie, diathèse calculeuse, et constitue, à certaines époques de l'année, une des manifestations les plus fréquentes de la diathèse urique.

Enfin elle fait souvent partie de cet état si complexe que l'on a nommé *pléthore, veinosité abdominale,* et dans lequel il semble vraiment qu'un état de stase sanguine générale enraye les fonctions de tout l'appareil digestif. Est-il besoin d'ajouter que dans ces cas où il est sous la dépendance d'autres altérations plus profondes, le traitement de l'embarras gastrique est nécessairement subordonné aux complications qu'il présente?

La fréquence des accès, la durée plus ou moins longue de cette affection peuvent-elles entraîner à leur suite des lésions graves de l'estomac? Niemeyer le croit, et il cite l'ulcère chronique comme pouvant en être la conséquence; tant il est vrai que par la répétition des mêmes actes morbides les mouvements vitaux languissent, les humeurs stagnent et les tissus deviennent le siége d'altérations souvent irrémédiables.

Arrivons maintenant à la partie vraiment pratique du sujet, qui réclame toute notre attention, et envisageons les eaux minérales de Niederbronn dans leur application au traitement de ces désordres variés qui ont pour expression commune l'élément saburral.

Le docteur Kuhn, mon éminent prédécesseur, qui a laissé sur ces eaux un ouvrage qu'on peut nommer un modèle de description à la fois savante et judicieuse, résume ainsi qu'il suit les résultats de sa longue expérience sur le sujet en question :

« L'usage des eaux de Niederbronn convient dans les dérangements fonctionnels du tube digestif plutôt que dans les maladies de tissu de cet appareil; elles sont surtout à recommander dans les divers désordres qui ont pour cause un état pituitaire ou saburral des muqueuses, une certaine inertie ou paresse de l'acte digestif, des stases ou des congestions du système veineux abdominal; on devra moins en attendre lorsque le désordre provient d'un état purement nerveux, de quelque obstacle mécanique, d'un travail inflammatoire chronique, ou des produits variés d'un semblable travail. »

On ne peut que souscrire d'une manière complète à ce jugement, et je vais essayer d'en donner la démonstration en indiquant comment la médication chlorurée sodique est si bien adaptée à la cure de l'embarras saburral gastrique.

L'eau de Niederbronn, qui appartient à la classe des chlorurées sodiques par ses éléments dominants, a été souvent analysée, et de l'accord manifeste entre ces diverses analyses on peut conclure à leur parfaite exactitude. J'ajouterai qu'une analyse spectrale qu'a bien voulu faire devant moi l'an dernier M. le professeur Massart, à la prière du professeur Gubler, dans le laboratoire de M. Sainte-Claire Deville, n'a fait connaître aucun principe minéralisateur nouveau.

Une minéralisation de près de 5 grammes, parmi lesquels le chlorure de sodium à la dose de 3g,15, des chlorures de calcium, de magnésium, de potassium, du carbonate de chaux, 1 centigramme de carbonate de protoxyde de fer, le tout pour 1 litre d'eau minérale avec addition de gaz carbonique et azote (28 centimètres cubes), tels sont ses principes les plus importants.

La température est de 17°,50 centigrades.

Usitée sous la forme de deux méthodes différentes, l'une tonique et l'autre laxative, c'est presque toujours à l'action laxative que l'on a recours dans le traitement de l'embarras gastrique, et c'est la seule que nous envisagerons ici. Elle répond en effet à l'indication impérieuse d'appeler sur le tube intestinal les sécrétions déviées ou stagnantes, et de réveiller le mouvement musculaire péristaltique.

Cette action, embrassée dans sa généralité, pourrait se résumer dans les propositions suivantes :

Stimulation par impression directe ou après absorption sur toute l'étendue des muqueuses gastro-intestinale et génito-urinaire, appel des fluides à leur surface par l'activité plus grande imprimée à la circulation capillaire, d'où résultent des conflits plus intimes entre les organes sécréteurs et les liquides.

Par conséquent, exagération sécrétoire qui met en jeu principalement les glandes de l'estomac et des intestins, le foie, le pancréas, unis ensemble, on peut le dire, par une véritable solidarité congestive; puis, par une réaction inévitable, réveil de la contractilité de la fibre musculaire qui, jusqu'alors frappée d'inertie, reprend insensiblement son énergie, et l'exerce dans le sens du mouvement péristaltique intestinal, de manière à dégorger peu à peu les canaux encombrés.

Le résultat définitif est le suivant :

Les humeurs biliaires, pancréatiques, gastro-intestinales étant éliminées par les selles avec les matériaux excrémentitiels albumineux et carbonés, et les organes de l'absorption étant rendus à leur vie normale, il doit nécessairement s'engager dans les vaisseaux chylifères des matériaux plus abondants et plus parfaits, en raison de cette loi physiologique dont Magendie a donné la démonstration, à savoir, que, quand les vaisseaux sont dans un état de vacuité relative, l'absorption se fait avec plus d'activité. Vaste cycle d'opérations que l'on pourrait résumer en deux mots : dépuration humorale et action résolutive.

Entrons maintenant dans quelques détails sur le mode d'administration de l'eau minérale à l'intérieur et sur les actions physiologiques qui en sont la conséquence.

L'eau de Niederbronn, pour produire l'effet laxatif, s'emploie ordinairement à la dose de trois à six verres, rarement au delà ; si quelques estomacs robustes en ingèrent quelquefois jusqu'à douze, cette pratique n'est pas à imiter : mieux vaut faciliter les voies, comme on le fait à Hombourg, par l'addition d'une petite quantité d'eau de Pullua ou de Friedérichshaller que de courir les risques d'une surcharge de l'estomac par une trop grande quantité d'eau, ou d'embarras de la tête par l'action des gaz.

Un intervalle de cinq à six minutes entre chaque verre, une marche rapide pour solliciter la contraction des plans musculeux sont les meilleurs moyens à employer pour rendre l'absorption plus rapide. Un quart d'heure environ après le dernier verre, une tasse de café au lait pour les estomacs qui supportent bien cette boisson détermine en général l'action déplétive.

Elle est quelquefois, dans les premiers jours, difficile à obtenir, mais une fois produite elle continue avec régularité ; deux, trois, quatre selles ont lieu quotidiennement, sans coliques et surtout sans fatigue ; ce qui est fort remarquable, car, à l'opposé de ce qui s'observe à la suite de l'administration des purgatifs, qui, répétés même à dose très-légère plusieurs jours de suite, occasionnent plus ou moins de prostration, l'effet laxatif dû à l'eau minérale est suivi d'un allégement et d'un retour progressif des forces.

L'explication de ce fait, au reste, n'a rien qui doive étonner. Il y avait ce que les anciens ont nommé *oppressio virium*, stase sanguine et sécrétoire entravant d'une manière sérieuse les fonctions normales de la vie nutritive, et retentissement, par action réflexe, sur le système nerveux de la vie de relation.

Les décharges vraiment critiques effectuées sur la muqueuse gastro-intestinale avec le concours de tous les appareils glandulaires annexes rétablissent peu à peu le consensus organique, et le remontement général, comme disait l'illustre Bordeu, est la conséquence forcée de cet ensemble d'opérations harmoniques, malgré les déperditions incessantes faites par les selles, les urines et la peau.

Après le tube intestinal, ce sont les voies urinaires qui ressentent le plus vivement l'action de l'eau minérale, et cela doit être si l'on envisage les rapports étroits qui font que, dans la santé comme dans la maladie, les reins, les muqueuses se suppléent, convergent au même but. La sécrétion urinaire concourt donc activement à la crise commune. La quantité des urines est considérablement augmentée; leur coloration, leur composition surtout changent rapidement, comme il arrive par suite d'une sécrétion hâtive. Ce résultat, bien loin d'être dû seulement à l'abondance de l'eau ingérée, doit être surtout attribué à la présence des chloro-sels de sodium et de magnésie, qui, absorbés directement dans l'estomac avec l'eau qui leur sert de véhicule, ou refluant des veines mésaraïques dans les veines rénales, comme cela a lieu chez certains mammifères et comme l'admet Claude Bernard, vont porter sur la muqueuse urinaire une action légèrement hyperémique, de même nature probablement que celle qui se produit sur la muqueuse buccale quand on y dépose une faible solution de sel marin. M. Kuhn père, sans indiquer le détail de ses expériences, prétend s'être assuré que la plupart des éléments de l'eau minérale peuvent être retrouvés dans les urines. C'est ce qui n'a pas été encore vérifié.

Voici donc deux actions, l'une purgative, l'autre diurétique, qui suffiraient à donner la clef des dépurations humorales et de la régénération constitutionnelle qui s'ensuit, grâce à la nouvelle énergie imprimée aux fonctions assimilatrices.

Une troisième intervient encore.

L'appareil tégumentaire, dont les fonctions se relient d'une manière si intime aux actes élémentaires de la nutrition, ne peut rester étranger à ces grands mouvements de décomposition et recomposition organiques. Le réseau inextricable de ses vaisseaux et de ses nerfs par lesquels toutes les sympathies retentissent à sa surface, la quantité innombrable de ses glandes qui en font l'émonctoire le plus vaste de l'organisme, rendent sa participation inévitable dans l'œuvre qui s'opère. Aussi la diaphorèse qui entraîne les matériaux usés ou nuisibles semble-t-elle être une crise aussi naturelle aux eaux minérales, qu'elle est une crise propre à la plupart des maladies. Les boissons abondantes, les bains, les douches la sollicitent incessamment, et elle répond à cette sollicitation par un surcroît d'action éliminatrice d'où résulte en définitive une diminution notable de pression dans le système circulatoire.

Comme le docteur Kuhn l'a si bien observé, il survient parfois, en général vers la fin de la première semaine, des phénomènes passagers de fièvre thermale caractérisés par un peu d'abattement, de somnolence, un réveil dans les douleurs assoupies, un retour d'hémorrhoïdes fluentes ou non. Cet état, qui chez la plupart des malades est à peine sensible, est l'indice de ce travail profond par lequel, disait Bordeu, « l'eau minérale frappe à toutes les portes, pénètre dans tous les couloirs ».

Sous l'influence de ce mouvement à la fois éliminateur et résolutif, dont l'intensité s'exprime presque toujours par une soif plus ou moins vive, on ne tarde pas à constater une tendance au retour du fonctionnement normal des organes. Le premier indice est l'état de la langue qui se dépouille peu à peu de son enduit saburral; la bouche devient moins pâteuse, l'appétit reparaît, les digestions s'améliorent, la flatulence et les autres symptômes morbides si incommodes cessent de se produire.

Mais une médication, la médication laxative surtout, quelque bien appropriée qu'elle soit à la maladie, a ses limites et doit être mesurée avant tout sur le degré d'énergie du dynamisme vital. Or il est certain que chez quelques organisations, à une certaine époque de la saison thermale, la médication déplétive prolongée peut être suivie de symptômes d'affaiblissement. Ce résultat paraît être dû, dans la plupart des cas, à une dépression du système nerveux général ; mais il ne faut pas oublier que la médication chlorurée sodique, qui favorise l'artérialisation du sang, peut, quand elle est exagérée, exercer une action dissolvante sur la fibrine et entraver par des excrétions trop abondantes cette conversion de l'albumine en fibrine qui, d'après les recherches modernes, paraît être le dernier terme de la métamorphose des éléments protéiques.

Cette période, que M. Kuhn appelle *hyposthénisante,* s'annonce du quinzième au vingtième jour par la perte des forces, de la courbature, la faiblesse, la fréquence du pouls. Elle s'offre surtout chez les malades qui, plus confiants dans leurs propres forces que dans celles du médecin pour diriger leur cure, ont entrepris de se passer de conseils. Ajoutons que quelques jours de suspension du traitement font d'ordinaire justice de cet incident, à moins que la dépression vitale ayant atteint un certain degré, l'arrêt du traitement ne devienne absolument nécessaire, ce que le médecin consultant pourra seul décider.

Tel est, dans sa physionomie principale, le tableau des effets médicateurs qu'offre à considérer la méthode laxative usitée à Niederbronn.

Je me contenterai en ce moment de cette simple exposition, n'ayant en vue aujourd'hui que ce qui se rapporte au traitement de l'embarras gastrique chronique. J'ajouterai seulement quelques réflexions sur une de ses plus redoutables complications : la lésion congestive ou hémorrhagique du cerveau, qui, par sa coïncidence si fréquente avec la maladie saburrale et par la prise remarquable qu'elle offre à l'action de l'eau minérale, constitue un des chapitres les plus intéressants et les plus féconds en enseignements de la médication purgative.

La corrélation des organes de la digestion et de l'encéphale est un fait sur lequel la lumière est faite depuis longtemps, et que l'on pourrait même dire passé à l'état d'axiome. N'est-il pas d'observation vulgaire que pendant le cours d'une constipation opiniâtre, des phénomènes de pesanteur de tête, d'étourdissements ne tardent pas à se montrer? et quand il y a surcharge de l'estomac, poids épigastrique produit par l'arrêt de la digestion, les dyspeptiques ne savent-ils pas avec quelle rapidité survient souvent une douleur gravative vers la tête, dont la ténacité ne disparaît que quand l'estomac est revenu à l'état de vacuité, soit spontanément, soit à la suite d'exonérations par en haut ou par en bas? Souvent même cette gêne apportée dans la circulation cérébrale par les difficultés du travail digestif peut atteindre un degré de plus, et la congestion cérébrale proprement dite faire place à l'hémorrhagie. La plupart des auteurs ont signalé la fréquence de ce terrible accident pendant la période digestive, et la pratique confirme tous les jours ces affirmations. Certains pathologistes, il est vrai, sans nier cette influence congestive, en rapportent l'origine à une cause prédisposante organique *sine quâ non*, et en particulier à cet état de dégénérescence graisseuse des tuniques artérielles qui, diminuant leur élasticité, en facilite la rupture. Le docteur Charcot a aussi dernièrement insisté sur la fréquence des anévrysmes miliaires dans les petites artères cérébrales. Ces faits ont sans doute été étudiés avec assez de soin pour être acquis à la science; mais en dehors de ces conditions de nature organique qui sont bien loin d'être constantes, surtout dans l'âge adulte, la stase sanguine survenant dans la circulation cérébrale par la réplétion du système de la veine-porte, et l'augmentation de pression qui en résulte dans le système circulatoire, ont aussi, on peut l'affirmer, dans la production de l'hyperémie et de l'hémorrhagie cérébrales une part d'action dont on ne saurait méconnaître l'importance.

Au siècle dernier, l'illustre Stoll, qui a si bien décrit ce que nous nommons maintenant du nom si vague d'*embarras gastrique*, dans ses rapports avec les constitutions médicales régnantes, n'a eu garde d'omettre son influence sur le cerveau, tout en expliquant cette influence par les idées humorales en honneur à cette époque. « Cette matière bilieuse et âcre, dit-il, se résorbant et se portant sur d'autres parties, leur cause une inflammation. Ainsi on trouve chez les uns le cerveau, chez les autres quelque autre viscère affecté, selon qu'un état de faiblesse antérieur à la maladie avait disposé tel ou tel organe à devenir de préférence le siége de la matière bilieuse. »

De nos jours, M. le professeur Andral s'exprime ainsi dans son *Traité de pathologie interne :* « Les maladies chroniques du tube digestif exercent une influence marquée sur la production de l'hyperémie cérébrale. Ainsi, chez certains individus atteints de gastrite chronique, chaque exaspération est annoncée comme par un coup de marteau sur le cerveau, et la congestion de cet organe se produit. Un malade affecté de gastrite chronique éprouvait toujours du même côté une demi-paralysie du bras à chaque exaspération de la maladie, paralysie qui disparaissait à mesure que l'irritation de l'estomac diminuait. »

Enfin M. Gendrin, qui a aussi beaucoup insisté sur la relation de cause à effet entre les diacrises gastro-intestinales et l'apoplexie cérébrale, distingue d'une manière très-précise les lésions de nature hyperémique dont le cerveau est le siége des affections vertigineuses secondaires aux maladies des voies digestives, *vertigo à stomaco læso*, dont Trousseau s'est occupé avec tant de soin dans ces dernières années.

Nous pouvons donc avec de telles autorités considérer comme acquise en pratique la proposition suivante :

« Il est des embarras gastriques qui sont la source de lésions cérébrales graves congestives ou hémorrhagiques. »

Et nous pouvons ajouter cette autre :

« Il est des lésions cérébrales de nature congestive ou hémorrhagique qui ne guérissent efficacement qu'après la disparition des symptômes saburraux, toute autre médication restant impuissante. »

Stoll, dans sa *Médecine pratique,* a cité plusieurs faits de ce genre, et le professeur Chomel, dont l'esprit sévère, comme chacun sait, n'admettait que ce qui était suffisamment prouvé à ses yeux, dit dans sa *Pathologie générale* avoir vu des malades chez lesquels un embarras gastrique préexistant avait amené un engourdissement d'une moitié latérale du corps, et qu'il ne put guérir efficacement qu'après avoir institué un traitement évacuant qui fût vraiment héroïque.

Qu'il me soit permis maintenant de citer à l'appui de ce que je viens de dire quelques observations qui mettront dans tout son jour l'efficacité de la méthode laxative dans les manifestations morbides diverses qui font l'objet de ce travail.

OBSERVATION I.

Embarras gastrique. — Congestion cérébrale.

M. A***, cultivateur des environs de Metz, âgé de quarante-huit ans, court, trapu, face vultueuse. Pas de diathèse antérieure appréciable, sauf, il y a quelques années, des rhumatismes dans la cuisse droite qui durèrent quelques mois.

Adonné avec quelque excès au vin, à la bière.

Depuis un an environ, état saburral non continu, mais avec paroxysmes, qui entraîne de l'inappétence et des digestions difficiles.

Il y a six mois, atteintes de pesanteur de tête persistante, avec étourdissements, bourdonnements d'oreille, vue trouble, perte de mémoire, sans paralysie.

Arrive à Niederbronn le 10 juillet 1868.

Aspect hébété, comprend à peine les questions, y répond mal. Membres lourds, marche comme un homme ivre. Somnolence. Langue saburrale, bouche mauvaise, inappétence complète. Pouls petit, concentré, sans fréquence.

L'eau minérale prise à doses successivement croissantes jusqu'à huit verres. Deux et trois selles quotidiennes, abondantes, bilieuses et séreuses.

Dès la fin de la première semaine, changement considérable

dans l'allure; la physionomie s'anime, l'intelligence reprend son activité; appétit, digère et marche.

Au quinzième jour, plus de pesanteur de tête.

Départ le vingt-deuxième jour dans un état de guérison complète. Le traitement laxatif a été suivi jusqu'au bout sans la moindre prostration.

14 juillet 1869. Le malade, après un excellent hiver, éprouve une rechute au printemps. L'état saburral reparaît avec troubles digestifs, la tête s'embarrasse de nouveau. Il arrive dans cet état à Niederbronn, traînant même un peu le membre inférieur gauche.

Une deuxième saison, instituée comme la précédente, est suivie d'un résultat complet.

OBSERVATION II.

Embarras gastrique suivi de congestion cérébrale.

M. A***, de Paris, cinquante ans, constitution sanguine et bilieuse.

Occupations actives, grands soucis d'intérêts qui l'ont beaucoup agité. Eprouve depuis plusieurs mois de mauvaises digestions, régurgitations bilieuses, inappétence, langue sèche et bouche mauvaise.

Des douleurs rhumatismales dans la région lombaire et aux membres inférieurs sont la seule maladie antécédente.

Il y a trois semaines, étourdissements, vertiges, céphalalgie. Des émissions sanguines procurent quelque soulagement. Il reste une calotte chaude sur le vertex, avec bourdonnements d'oreille presque constants, une langue saburrale, vomissements alimentaires et bilieux. Pas d'hémorrhoïdes, constipation habituelle.

Grande impressionnabilité nerveuse, incapacité complète d'un travail intellectuel.

Arrivée à Niederbronn dans les premiers jours de juillet 1869. Traitement laxatif continué pendant trois semaines sans incident particulier autre que quelques vomissements bilieux les premiers jours.

Le soulagement est rapide, les symptômes morbides s'amendent très-vite, et le malade part dans un état parfait.

OBSERVATION III.

Embarras gastrique. — Congestion cérébrale. — Retour d'hémorrhoïdes.

M. J***, trente-quatre ans, petit, replet, habite la Moselle.

A depuis trois ans des alternatives de constipation et de diarrhée. Il s'y est joint une dyspepsie saburrale presque constante avec une pesanteur épigastrique, renvois, sans vomissements, langue presque toujours chargée, peu d'appétit.

Depuis plusieurs mois il est survenu une pesanteur de tête presque continuelle, sans vertige, mais avec torpeur de l'intellect, somnolence, engourdissement général sans paralysie.

Séjour à Niederbronn du 1er au 20 août 1869.

Langue saburrale, congestion encéphalique évidente, pouls lent accusant une forte pression. Il existe ordinairement un bourrelet hémorrhoïdal autour de l'anus, avec prurit intense.

Les évacuations quotidiennes tendent à amener un grand soulagement du côté de l'estomac et de la tête. *Hémorrhoïdes fluentes* vers le quinzième jour.

Départ dans un état aussi satisfaisant que possible. Prescriptions sévères au sujet du régime alimentaire.

OBSERVATION IV.

Suppression d'épistaxis.— Embarras gastrique.— Congestion cérébrale.

M. B***, cinquante-quatre ans, habite Paris. Constitution forte, tempérament sanguin. Aucun antécédent diathésique. Pas de maladie antérieure.

Régime alimentaire très-substantiel et habitude vicieuse de boire au moins 2 litres de vin par jour, ce qui n'empêche pas quelque abus de l'absinthe.

Depuis longues années, sujet deux fois par mois environ à des épistaxis, qu'on provoquait du reste très-facilement par la simple titillation du nez avec les barbes d'une plume. En outre, attaque de goutte en 1839, 1849 et avril 1868. Cette dernière, plus forte, siégeant au cou-de-pied, retint le malade six semaines au lit.

En juin de la même année, le malade éprouve un vif chagrin, il perd une partie de sa fortune. Dès lors symptômes persistants d'embarras gastrique. *Les épistaxis se suppriment.*

En novembre 1868, étourdissements, vertige, perte de connaissance, rougeur de la face.

Une saignée copieuse fait disparaître peu à peu les principaux accidents. Seulement l'état saburral persiste et les vertiges sont quotidiens.

Arrivée à Niederbronn le 6 juillet 1869.

Pesanteur de tête, sensation d'ivresse et de reptation d'insectes sur le vertex avec serrement des tempes ; état saburral prononcé ; pas de constipation ni d'hémorrhoïdes. Méthode laxative. Boisson quotidienne de six à sept verres d'eau. Deux selles abondantes par jour.

La tête se maintient lourde pendant quelque temps.

Départ le 26 juillet, avec disparition de tous les symptômes morbides.

OBSERVATION V.

Embarras gastrique. — Congestion cérébrale.

M. de B***, trente-cinq ans, capitaine, complexion vigoureuse, habite Paris.

Immunité de maladies antérieures, pas d'antécédents héréditaires. Excès de table fréquents.

Au printemps de 1868, symptômes bien caractérisés d'embarras gastrique, auxquels succèdent des vertiges, éblouissements, un jour même perte de connaissance.

Sangsues répétées, purgatifs. Amélioration.

Séjour à Niederbronn du 12 au 25 août 1868.

Pesanteur constante de la tête, surdité complète de l'oreille gauche depuis l'accident ; fourmillement et insensibilité au bout des doigts, incertitude dans la marche, troubles dans la vision ; langue très-chargée, pouls normal, somnolence fréquente, digestions difficiles. Depuis trois mois il y a beaucoup de vague dans les idées et toute opération intellectuelle est impossible.

Traitement : de six à huit verres chaque jour. De trois à quatre selles quotidiennes abondantes, bilieuses, puis séreuses.

Au huitième jour, grande amélioration du côté de la tête. La lecture devient possible.

Départ le vingt-cinquième jour. Plus de céphalalgie, surdité et symptômes nerveux très-diminués, voies digestives affermies. La sensibilité reparaît aux extrémités.

Vers le dixième jour du traitement, des *hémorrhoïdes* ont paru et flué pendant quatre ou cinq jours.

J'aurais désiré une saison entière, que le malade n'a pas voulu m'accorder. Néanmoins le succès a été remarquable.

OBSERVATION VI.

Dyspepsie. — Embarras gastrique. — Symptômes cérébraux persistants.

M. X***, quarante-cinq ans, taille moyenne, un peu replet, de constitution lymphatique, habitant la province, m'est adressé par les docteurs Charcot et Axenfeld comme atteint d'une dyspepsie à forme saburrale compliquée d'un état cérébral sérieux, sur la nature duquel existent des doutes.

M. X*** arrive à Niederbronn le 11 juillet 1868.

Aucun antécédent diathésique.

Dyspepsie depuis un certain nombre d'années; il s'y est joint des symptômes saburraux très-prononcés : pyrosis, vomissements bilieux, quelquefois alimentaires; inappétence constante, amaigrissement.

Il y a quinze mois environ, étourdissements, vertiges, douleurs vives à la nuque, pesanteur de tête presque constante, incapacité intellectuelle, tous phénomènes beaucoup plus accusés par les temps d'orage et surtout pendant les mauvaises digestions.

Il y a eu pesanteur du membre inférieur gauche, et souvent il y a fourmillement aux extrémités des membres. Actions réflexes très-prononcées, extrême impressionnabilité.

Des vomitifs et purgatifs répétés ont soulagé le malade.

12 juillet. Facies vultueux, symptômes nerveux toujours fortement accusés; sensation d'engourdissement sur le vertex, pesanteur constante de la tête, impossibilité de supporter le moindre bruit, la moindre occupation. Conjonctives injectées, vue trouble, dyspepsie des plus pénibles, avec flatulence énorme, ptyalisme considérable.

La plus légère quantité de farineux ou d'aliments gras provoque des crises. Pression épigastrique indolore; pas d'augmentation du foie ni de la rate. Moral très-abattu, forces réduites au minimum; pouls plutôt lent.

Traitement : l'eau est prise à dose croissante de deux à six verres et donne chaque jour de trois à six selles, faciles et abondantes. Quelques indigestions signalent la durée des dix premiers jours.

Au 22 juillet, des chaleurs tropicales ramènent de la lourdeur de tête, de la rougeur des paupières, une pesanteur considérable dans les membres.

Quelques jours de pluie et de fraîcheur dans la température dissipent ces symptômes. Dès lors l'amélioration marche rapidement. Il y a appétit, les digestions sont passables, plus de ptyalisme, de loin en loin un peu de pyrosis; retour des forces et dégagement de la tête.

28 juillet. D'anciennes hémorrhoïdes reparaissent avec cuisson à l'anus. L'eau minérale, bien que diminuée, tend à produire une véritable diarrhée; il y a six et sept selles par jour et un peu de prostration. Suspension du traitement pendant trois jours. Administration du sous-nitrate de bismuth. Reprise le 2 août jusqu'au 6.

Départ dans un état satisfaisant. L'amélioration se continue pendant une partie de l'hiver. Retour de quelques accidents en janvier 1869. Le malade, sur mon conseil, s'ablutionne à l'eau froide chaque matin et en retire un grand soulagement.

Une seconde saison faite à Niederbronn en juillet 1869.

L'état de M. X*** n'est plus comparable à ce qu'il était l'an passé. Il n'y a plus que des restes d'état saburral avec quelque difficulté des digestions. La saison se fait sans nul incident, et la guérison est complète.

OBSERVATION VII.

Dyspepsie saburrale.— Apoplexie cérébrale.— Hémiplégie droite persistante.

M. L***, soixante et un ans, marchand de vin, habite la Marne.

Court, un peu replet, visage très-coloré; a l'habitude d'une forte nourriture et fait quelques excès de boisson.

Dyspepsie depuis deux ans, que complique de temps en temps un état saburral très-marqué. En février 1869, apoplexie avec perte de connaissance suivie d'hémiplégie droite. (Saignées répétées.) Retour de la sensibilité et du mouvement, mais d'une manière incomplète. La tête reste toujours lourde.

13 juillet 1869. Saison à Niederbronn.

Tout le côté droit est plus faible, la jambe traîne en marchant. Langue déviée du côté paralysé. Parole nette, intelligence intacte, pesanteur frontale constante; inappétence, digestions pénibles, flatulence.

Des hémorrhoïdes, qui existaient depuis quelques années, ont disparu peu de temps avant l'accident cérébral.

Traitement purgatif. Quatre à six verres produisant peu d'effet dans les premiers jours, j'adjoignis à l'eau minérale, chaque matin, un demi-verre d'eau de Friedrichshallen. Les selles deviennent abondantes, et dès lors l'eau peut être reprise sans adjuvant à la dose de six à huit verres et procure des déplétions salutaires.

Au dixième jour du traitement, prurit très-fort à l'anus, retour d'hémorrhoïdes qui fluent pendant plusieurs jours.

La dose d'eau minérale est diminuée. Disparition graduelle de l'état saburral.

Au vingt-deuxième jour du traitement, il n'y a plus ni lourdeur de tête ni embarras gastrique. Les hémorrhoïdes sont sèches.

OBSERVATION VIII.

Dyspepsie saburrale. — Congestion de l'encéphale.

M. X***, quarante-cinq ans, chef d'administration, maigre, constitution bilieuse.

Sujet depuis l'enfance à des migraines mensuelles très-fortes, qu'il a héritées de sa mère, ainsi qu'à des hémorrhoïdes fluentes qui, après avoir longtemps persisté dans la jeunesse, ont disparu.

En 1854, cystite, hématurie; il est resté depuis quelque difficulté d'uriner de temps à autre.

En 1861, étant en Afrique, ictère avec symptômes du côté du foie; depuis, irritation gastro-intestinale caractérisée par une pesanteur épigastrique après le repas, avec flatulence considérable, pyrosis, inappétence, langue très-chargée, bouche presque toujours pâteuse; ventre sonore, tympanite non sensible à la pression; constipation, amaigrissement.

Il y a trois ou quatre mois, des plaques de pityriasis avec prurit vif se sont manifestées au-devant de la poitrine et dans le dos. Peu de temps après, le malade est pris soudainement de vertiges, de bourdonnements d'oreille avec pesanteur de tête, qui ont toujours persisté depuis.

Saison à Niederbronn le 18 juin 1869.

Le temps est froid et pluvieux. Un peu de bronchite fébrile décourage le malade, qui veut partir, mais je le retiens, et il n'a pas à s'en repentir. La cure est traversée dans les premiers jours par divers contre-temps : les symptômes morbides de l'estomac, malgré l'effet déplétif, continuent et l'appétit ne renaît pas.

A partir du 2 juillet, la scène change. Les selles deviennent plus abondantes et les hémorrhoïdes reparaissent, le travail digestif reprend quelque énergie et la pesanteur de tête diminue, sans disparaître tout à fait. Quant aux bourdonnements d'oreille et à la surdité, le *statu quo* persiste.

Départ le 10 juillet. En novembre, le malade m'écrit pour me remercier et me dire que le succès est complet, et qu'il se promet de revenir.

On remarquera dans cette observation fort intéressante la complexité des états morbides : migraines mensuelles, hémorrhoïdes héréditaires dans l'enfance; plus tard, ictère, dyspepsie à laquelle succèdent des symptômes saburraux continus, pityriasis, enfin congestion cérébrale. Cette succession d'affections diverses souvent rattachées à une même unité morbide, comme les anneaux d'une même chaîne, se présente trop souvent aux eaux minérales en général, et à Niederbronn surtout, pour qu'il soit impossible de n'en pas tenir grand compte. Les larges vues sur les diathèses développées dernièrement par un éminent pathologiste français, le docteur Bazin, trouveront avec le temps, je le crois, leur confirmation au moins partielle dans les faits si complexes observés par les médecins hydrologues.

Je me bornerai à ces quelques observations; il me serait facile d'en grossir considérablement la liste, l'état morbide dont nous avons parlé étant une des indications dominantes de l'eau minérale de Niederbronn; mais il me suffira d'avoir atteint mon but en précisant ce qui importe le plus au praticien, à savoir, l'indication curative, point de départ nécessaire de toute thérapeutique.

Loin de nous cependant la prétention d'affirmer qu'en dehors de l'état morbide gastro-intestinal, les lésions persistantes du cerveau, de nature congestive ou hémorrhagique, soient toujours aussi heureusement guéries. Il y a à cet égard, comme pour tout autre point de la pathologie, des indications et contre-indications subordonnées à la nature, à l'intensité des lésions, à leur durée, à leurs complications, qui feraient à elles seules le sujet d'un long travail, et qu'il n'entre pas dans mon plan de mentionner ici.

Aucun élément minéralisateur ne pourrait, du reste, justifier les craintes parfois émises au sujet d'un retentissement amené par le traitement sur l'encéphale. Les gaz contenus dans l'eau minérale sont en trop faible quantité pour avoir une action sur le système nerveux. Un seul point, il est vrai, s'il était fondé, serait de nature à soulever de graves objections dans l'esprit du public médical, mais ces objections ne pouvant reposer que sur une très-grave erreur, tomberont d'elles-mêmes lorsque nous aurons rétabli les faits; il s'agit de la quantité de fer contenue dans 1 litre d'eau de Niederbronn.

On trouve en effet, reproduite dans les deux dernières éditions de l'ouvrage de M. Kuhn père, l'analyse faite en 1848 sur de l'eau transportée par MM. Mialhe et Figuier, et où se trouve indiquée la dose de 91 milligrammes de carbonate de protoxyde de fer pour 1 litre. Il existe évidemment ici une transposition de chiffres : le chiffre 9, au lieu d'être placé à la colonne des centigrammes, doit être évidemment rejeté à la colonne des milligrammes, et le chiffre 1 reporté à son tour à la colonne des centigrammes. Il suffit, pour s'en convaincre, de jeter les yeux sur toutes les autres analyses, depuis celle de Gérard jusqu'à celle de M. Wencelius et à celle encore inédite due à un professeur de l'école de Strasbourg; toutes invariablement indiquent 1 centigramme de carbonate de protoxyde de fer. Évidemment le doute n'est pas possible, et M. le docteur Mialhe, que j'ai consulté à ce sujet, m'a permis d'affirmer qu'il était, comme moi, complétement certain de l'erreur en question. L'eau de Niederbronn ne contient pas plus de 1 centigramme de carbonate de fer par litre.

Le docteur Kuhn, au reste, connaissait trop bien la composition et le mode d'action de l'eau de Niederbronn pour accepter dans sa pratique une pareille contradiction entre la théorie et les faits; aussi ne trouve-t-on pas dans son livre, écrit avec tant de précision et d'autorité scientifique, un seul mot qui ait trait à l'importance de l'élément ferrugineux dans la médication chlorurée sodique. La chlorose, qui représente dans l'ordre de curabilité le premier rang parmi les maladies que guérit le fer, n'est nulle part mentionnée, et à l'article LEUCORRHÉE, il a bien soin de dire que « dans les cas qui exigent un renforcement de l'action tonique, il faut ajouter aux bains des boules de Nancy à la dose de 40 à 50 grammes. »

Tel n'est pas l'avis du docteur Klein, qui a publié en 1866 un livre sur les eaux salines laxatives de Niederbronn. Sans se laisser impressionner par la concordance de toutes les analyses qui permet à première vue de saisir la vérité, M. le docteur Klein, prenant au pied de la lettre l'erreur mentionnée ci-dessus dans l'analyse due à MM. Mialhe et Figuier, crut avoir découvert dans l'eau de Niederbronn le type des eaux ferrugineuses et s'est hâté d'écrire le passage suivant :

« Sous le rapport de la minéralisation, le fer est représenté par une quantité que beaucoup d'eaux minérales réputées ferrugineuses et fort actives contiennent à peine. En effet, Niederbronn contient, d'après l'analyse de Mialhe et Figuier faite en 1848, 91 milligrammes de carbonate de peroxyde de fer; les eaux de Bussang, 17 de carbonate de fer; Forges, 98; Spa, 60 d'oxyde de fer; Schwalbach, 137 de bicarbonate de protoxyde de fer; Pyrmont, 96; Rippoldsau, 51; Griesbach, 78; Vittel, fer et magnésium, 40; Soultzbach, 32. »

Partant de cette fausse donnée, le docteur Klein n'hésite pas à accorder à l'eau de Niederbronn une large part d'action dans le traitement de la chlorose, de la faiblesse, de l'atonie, car « le fer est le remède de la chlorose, dit-il page 185, et j'ai fait voir au chapitre où je traite des caractères spéciaux à l'eau de Niederbronn, qu'*elle est aussi chargée de fer et quelquefois plus* que des eaux réputées fortement ferrugineuses. »

Comment M. Klein, en écrivant ces lignes, n'a-t-il pas réfléchi que si l'eau de Niederbronn contenait en effet 9 centigrammes de carbonate de fer par litre, sa caractéristique et du même coup sa sphère d'applications seraient entièrement changées? Que vaudrait sa minéralisation de 4 grammes et demi de chloro-sels en regard des 9 centigrammes de carbonate de fer qui la placeraient au premier rang des plus ferrugineuses de l'Europe, comme il se plaît à le reconnaître, et surtout comment trouver une place au traitement des phlegmasies cérébrales dans le cadre des maladies qu'elle guérit?

De pareilles contradictions n'ont besoin que d'être signalées, mais elles doivent l'être, car on a si longtemps et avec tant de persévérance retourné contre les médecins hydrologues ce qu'on nommait leurs *illusions* à l'égard des eaux qu'ils dirigent, que rétablir la vérité des appréciations est un devoir, et en outre le seul moyen de détruire les préventions du public médical.

Quant aux malades, il importe aussi qu'ils se rassurent. On peut en voir à la source qui, sous l'empire de la crainte que le contact de l'eau leur inspire pour les dents, n'osent en faire usage qu'au moyen d'un chalumeau. Je les engage désormais à boire l'eau à longs traits, avec la conviction que leur crainte est entièrement chimérique et que le fer tient parmi les principes minéralisateurs une bien minime place.

Il m'est impossible de ne pas insister en terminant sur la nécessité du régime hygiénique et diététique comme confirmatif de la cure. Rien n'est souvent plus difficile à vaincre que les préjugés des malades à cet égard. Prenant l'effet pour la cause, beaucoup se persuadent que l'abaissement de leurs forces est l'indice d'un besoin de réparation, et qu'il importe avant tout de forcer la trop longue répugnance de l'estomac. Or ici l'erreur est complète. On n'a pas d'appétence, on ne digère pas, parce que la surcharge des organes fait taire ce cri du besoin de réparation, qui ne trouve sa satisfaction légitime que dans l'état physiologique des organes et des fonctions.

Il y a donc un degré de cura famis qu'il faut imposer aux valétudinaires, sous peine de tomber dans l'exagération exactement contraire à celle où Broussais, il y a quarante ans, avait entraîné la thérapeutique. Alors, tout symptôme morbide du côté de l'estomac étant l'indice d'une gastrite, les sangsues, l'eau de gomme, les féculents étaient immédiatement mis en usage et continués d'une manière presque toujours funeste pour les malades.

Aujourd'hui la tendance contraire tend à dominer. Volontiers on voit au fond de ces symptômes si protéiformes, qui expriment les désordres dont l'estomac et ses annexes sont le siége, un état d'anémie qui réclame impérieusement un régime analeptique. Or s'il est des dyspepsies symptomatiques d'états graves de l'organisme, tels que chlorose, tuberculisation, etc., qui ne pourraient s'accommoder d'une hygiène alimentaire sévère, celles qui se lient à l'embarras saburral ne sont point dans ce cas. Il faut ici réglementer exactement l'heure, le nombre des repas, la nature de l'alimentation, et ne donner aux voies digestives surchargées de matériaux que ce qui est absolument indispensable à l'absorption. *Dura lex, sed lex.*

La guérison non temporaire, mais radicale, est à ce prix, et elle n'est pas achetée trop cher quand on songe à la ténacité des accidents et à la facilité de leurs récidives.

Quant aux congestifs et aux apoplectiques, il serait oiseux d'arrêter trop longtemps leur attention sur l'extrême tendance avec laquelle, à un certain âge, et souvent sous l'influence des causes les plus légères, le raptus sanguin se fait vers la tête, et sur les précautions hygiéniques qui se rattachent à cette importante considération. Nul organe ne subit autant que le cerveau l'empire des influences morbides; en se répétant, elles produisent un état hyperémique habituel, avant-coureur des complications les plus graves.

Or, sachant combien sont étroits les liens sympathiques qui unissent l'estomac au cerveau, il nous reste dans l'hygiène alimentaire un auxiliaire puissant pour détourner le molimen hémorrhagique.

Le repas du soir, surtout s'il est copieux, est particulièrement à redouter. Portal avait remarqué que les attaques d'apoplexie étaient moins fréquentes à Paris depuis qu'on avait renoncé au souper. Aujourd'hui, avec les habitudes vicieuses que nous font les mœurs modernes, il en est tout autrement, au moins dans les villes, les repas sont tardifs et leurs suites bien souvent funestes.

Après la diététique alimentaire qui, comme le dit Cl. Bernard, agit sur la nutrition même de la cellule et atteint la lésion aux sources mêmes où elle puise son activité, le maintien de la liberté du ventre et l'exercice sont deux autres auxiliaires qu'il n'est pas permis de négliger. La constipation prolongée congestionne le cerveau et gêne la circulation abdominale.

Quant à l'exercice, on peut dire qu'il est le meilleur des digestifs, après le repas du soir principalement où la torpeur et la somnolence tendent à créer, pour les personnes âgées surtout, une sorte d'imminence morbide qui est une véritable épée de Damoclès suspendue sur la tête. La marche, mais jamais portée jusqu'à la fatigue, arrachant le malade à l'engourdissement qui l'assiége, a l'avantage d'amener une succussion légère qui favorise l'action péristaltique des plans musculeux de l'appareil digestif, favorise l'issue des gaz, et abrége le travail pénible dont les voies digestives sont le théâtre.

FIN.

www.ingramcontent.com/pod-product-compliance
Ingram Content Group UK Ltd.
Pitfield, Milton Keynes, MK11 3LW, UK
UKHW020535230726
13925UKWH00005B/2302